NOUVEAU TRAITEMENT

DE

L'ANGINE COUENNEUSE

DU CROUP

ET DES AUTRES LOCALISATIONS DE LA DIPHTHÉRIE

PAR LE BAUME DE COPAHU ET LE POIVRE CUBÈBE

MÉDICATION ANTICATARRHALE, SUBSTITUTIVE GÉNÉRALE

PAR

M. H. TRIDEAU

D'ANDOUILLÉ (Mayenne)

> La spécificité est la clef de la médecine.
> A. TROUSSEAU.

~~~~~~~~~~

PARIS

J.-B. BAILLIÈRE ET FILS

LIBRAIRES DE L'ACADÉMIE IMPÉRIALE DE MÉDECINE

Rue Hautefeuille. 19

LONDRES	MADRID	NEW-YORK
HIPPOLYTE BAILLIÈRE	C. BAILLY BAILLIÈRE	BAILLIÈRE BROTHERS

1866
~~~~~~~~~~

NOUVEAU TRAITEMENT

DE

L'ANGINE COUENNEUSE

NOUVEAU TRAITEMENT

DE

L'ANGINE COUENNEUSE

DU CROUP

ET DES AUTRES LOCALISATIONS DE LA DIPHTHÉRIE

Idées qui ont conduit à l'expérimentation de ce nouveau traitement. — Résultats obtenus au milieu d'une épidémie meurtrière. — Mode d'administration et doses des remèdes. — Traitement général. — Loi thérapeutique que révèlent les phénomènes observés. — Antagonisme constant entre l'exanthème médicamenteux et l'énanthème morbide.

Grâce aux remarquables travaux auxquels ont donné lieu les épidémies de diphthérie qui, depuis une quinzaine d'années, ont sévi sur tous les points de la France et dans l'Europe entière, les caractères et la marche de cette terrible affection sont aujourd'hui assez exactement connus par la majorité des praticiens.

Malheureusement, pour cette maladie, comme pour beaucoup d'autres, la thérapeutique est bien moins avancée que la nosologie. On n'en peut vraiment pas douter, lorsqu'on sait (et M. le docteur Trousseau, dont les écrits ont jeté une si vive lumière sur cette maladie, n'a pas manqué de le faire remarquer), lorsqu'on sait, disons-nous, que, depuis une quinzaine d'années, la diphthérie a pris une gravité, une malignité qu'elle était loin d'avoir il y a trente-cinq ans.

Témoin de l'épidémie cruelle qui a fait invasion, il y a près de cinq ans, dans le département de la Mayenne, et principalement dans les cantons de Chailland et de Mayenne-Est, épidémie qui frappe encore, par intervalles, quelques personnes, j'ai pu vérifier toute l'exactitude et la profondeur des observations de M. le docteur Trousseau, et poursuivre avec persévérance la recherche du traitement de cette redoutable affection.

Les succès constants obtenus par l'emploi des remèdes que cet opuscule a pour but de faire connaître m'autorisent à croire que j'ai trouvé le véritable traitement de la diphthérie.

Cette croyance sera, nous en avons l'intime conviction, partagée par tous les praticiens qui prendront la peine de lire les observations qui font suite à cette étude et viennent la compléter.

La maladie fit sa première apparition dans les communes de Juvigné et de Saint-Pierre-des-Landes, appartenant toutes deux au canton de Chailland. Les médications employées jusqu'à ce jour pour combattre le fléau furent aussitôt mises en œuvre. On recourut surtout à la cautérisation ; mais tous les moyens eurent le même insuccès, et deux cents personnes environ succombèrent en peu de temps.

Nous renonçons à peindre la consternation générale devant cette impuissance de l'art. On n'en aura qu'une bien faible idée quand nous aurons dit que la population tout entière de Saint-Pierre-des-Landes se rendit processionnellement, et pour la première fois, de mémoire d'homme, en pèlerinage à la chapelle de Charnay, près d'Ernée.

Cependant l'épidémie suivait son cours. Bientôt elle se manifesta dans la commune d'Andouillé, où je réside depuis longtemps, ainsi que dans les communes environnantes. Les premières personnes qui ressentirent les atteintes de la maladie me firent aussitôt appeler.

Bien convaincu déjà de l'impuissance des médications topiques qui me semblaient peu rationnelles, toujours fort douloureuses et d'une très-difficile application, je me refusai à en faire usage ; mais cette médication était alors en crédit ; de savants auteurs l'avaient tout récemment entourée du prestige de leur incontestable talent. Aussi les partisans de la cautérisation furent-ils au début seuls appelés.

Les résultats de leur traitement, je le dis à regret, ne furent pas heureux ; mais on ne saurait en être fort surpris lorsque, suivant les idées admises par la science moderne, on considère la diphthérie comme une affection générale. On a peine, en effet, à comprendre que l'on ait prétendu enrayer une maladie générale au moyen d'une médication locale. Il serait, selon nous, tout aussi naturel de prétendre enrayer la variole en cautérisant une ou deux pustules; la scarlatine et la rougeole, en brûlant quelques taches éruptives.

Ai-je besoin d'ajouter que dans nombre de cas la médication topique n'est pas sans danger? Il n'est pas difficile de le comprendre, car tous les praticiens savent de quelle importance est l'alimentation dans le traitement de la diphthérie.

Or « la cautérisation laisse après elle un dégoût insurmontable » pour les aliments, dégoût accompagné d'une véritable douleur » dans la déglutition. Les enfants repoussent toute nourriture[1]. » M. le docteur Coulon a fait la même observation[2]. A ce sujet, nous croyons utile de citer les paroles mêmes de M. le docteur Trousseau[3] :

« Un des signes les plus alarmants pour le pronostic, dit l'émi- » nent professeur, c'est le défaut d'appétit, c'est le dégoût de » toute espèce de nourriture. Il faut chercher à le vaincre par » tous les moyens possibles, et, pour y parvenir, je ne crains pas » d'aller quelquefois, chez les enfants, jusqu'aux menaces; tant que » l'appétit est conservé, il y a grandes chances de guérison. »

« Faire manger les enfants, tel est le secret des premiers succès » de M. Trousseau, » ont judicieusement observé MM. Fischer et Bricheteau, dans le mémoire cité plus haut. Nous partageons entièrement cette opinion.

Quoi qu'il en soit, les circonstances où nous nous trouvions étaient pressantes, l'épidémie continuait ses ravages et les malades, ne pouvant plus douter de l'inefficacité de la cautérisation, m'arrivaient de toutes parts, disposés à se conformer à mes prescriptions.

Nous étions certainement sur la voie du traitement véritable de la diphthérie, puisque nous avions acquis la certitude qu'une médication générale pouvait seule lutter avec succès contre cette affection qui est générale. Par suite, le champ de nos investigations se trouvait plus circonscrit. Il demeurait cependant assez vaste pour qu'il fût encore trop facile de s'égarer en s'y engageant au hasard. Aussi me gardai-je bien de m'aventurer dans de stériles recherches sur la nature intime de l'affection que j'a-

1. Fischer et Bricheteau, *Traitement du croup,* Mémoire couronné par la Société impériale des Sciences, de l'Agriculture et des Arts de Lille, au concours de 1861, 2ᵉ édit. Paris, 1863.

2. Coulon, *De l'Angine couenneuse et du Croup,* page 16. Paris, 1865.

3. Trousseau, *Clinique médicale de l'Hôtel-Dieu.*

vais à combattre. On sait trop que de tout temps la science a trouvé là une barrière infranchissable.

Mais nous savons aussi qu'il n'est pas, dans les sciences expérimentales (et, pour nous, la médecine ne saurait être autre chose) de meilleure méthode que celle qui part du connu pour arriver à l'inconnu, et nous étions bien persuadé qu'en procédant par voie d'analogie, nous avions de grandes chances d'arriver à un résultat utile. Voici, du reste, l'opinion de Celse sur la valeur scientifique de cette méthode. « Les causes cachées » étant incertaines et impénétrables, dit cet auteur, il vaut mieux » s'appuyer sur ce qui est certain, c'est-à-dire sur le résultat de » l'expérience, comme cela s'observe dans les autres arts. Mainte- » nant, s'il se présente quelque affection inconnue, le médecin » n'aura plus à se livrer à la recherche des causes obscures ; il lui » suffira de voir de quelle maladie connue elle se rapproche da- » vantage, d'essayer les remèdes qui ont été employés avec le » plus de succès dans celle-ci, et *l'analogie lui fournira les secours* » *nécessaires* [1]. »

Est-il, nous le demandons, une méthode plus sage, plus modeste et plus propre en même temps à conduire à des résultats certains ?

Sous l'empire de ces idées, nous nous mîmes aussitôt à l'œuvre, nous entourant des travaux qui ont pour objet l'affection qui nous occupe et celles qui ont avec elle le plus d'analogie. Nous avons hâte de dire que les affections catarrhales des muqueuses éveillèrent particulièrement notre attention. Plus je comparais entre elles ces diverses affections, plus j'étais frappé des analogies qui les unissent.

En lisant les *Observations sur les affections catarrhales en géné-ral*, publiées en 1807, par Cabanis, on voit que les anciens connaissaient l'angine pseudo-membraneuse et qu'ils la désignaient sous le nom de catarrhe adynamique et gangréneux. Or, s'ils se trompaient en considérant cette maladie comme gangréneuse, ils étaient assurément dans le vrai en la classant parmi les affections catarrhales. C'est d'ailleurs la classification admise par plusieurs auteurs modernes.

La diphthérie étant donc pour nous une affection catarrhale spécifique des muqueuses laryngiennes et pharyngiennes avec

1. Celse, *Traité de la médecine*, traduction de M. Fouquier. Paris, 1824, liv. I, dag. 11.

tendances adynamiques, nous ne pouvions mettre en doute qu'elle ne présentât, avec les affections catarrhales des autres muqueuses, quelque importante analogie.

Ce n'est pas toutefois que nous n'eussions remarqué la différence qui existe entre le produit de l'affection diphthéritique et les produits des affections catarrhales des autres muqueuses.

Mais cette différence est-elle aussi réelle qu'apparente?

Il est permis d'en douter.

S'aviserait-on, en effet, de soutenir que l'eau est modifiée dans sa composition intime, lorsque, sous l'influence du froid, elle acquiert la consistance de la pierre, ou que, soumise à une chaleur un peu élevée, elle se transforme en un gaz léger?

L'albumine d'un œuf n'est-elle plus de l'albumine lorsque, par l'action de la chaleur, elle devient opaque et prend une plus grande consistance?

Nous étions bien plutôt disposé à penser, avec Cabanis [1], que, « bien que les causes des diverses espèces de flux, et les humeurs » qui en forment la matière, soient différentes, tous les flux sont » cependant assujettis à peu près aux mêmes lois, et que, par » conséquent, ils sont liés par une théorie commune aux yeux de » l'observateur attentif. »

Il est facile de pressentir que ces idées devaient tout naturellement nous amener à essayer, dans le traitement de la diphthérie, les remèdes qui avaient été employés, avec le plus de succès, dans le traitement des affections catarrhales des autres muqueuses, telles que la bronchite aiguë ou chronique, la bronchorrhée, la leucorrhée, la blennorrhagie, le catarrhe de la vessie, les diarrhées séreuses, etc., etc.

On a déjà deviné à quels agents thérapeutiques nous fûmes ainsi conduit à recourir, car personne n'ignore que les balsamiques sont les remèdes par excellence, dans les affections catarrhales, que *seuls* ils possèdent la propriété de tarir la source des secrétions muqueuses. Or, supprimer la secrétion pseudomembraneuse, c'était enrayer infailliblement la diphthérie.

Nous ne connaissons pas d'auteur qui ait mieux apprécié l'action de ces médicaments que ne l'ont fait MM. Trousseau et Pidoux, dans leur remarquable *Traité de thérapeutique*, et M. Luton, de Reims, dans son savant travail sur la médication substitutive [2].

1. Cabanis, *Observations sur les affections catarrhales en général.* 1807.

2. Luton, *Archives générales de médecine.*

Voici les propres paroles de MM. Trousseau et Pidoux : « Les » térébenthines et les baumes, disent ces auteurs, semblent se » partager le privilége de modifier avantageusement les mala- » dies catarrhales et ulcéreuses des téguments internes... et pour » parler tout d'abord de notre propre expérience, nous affirmons » qu'il est dans la matière médicale bien peu d'agents aussi » puissants pour combattre les catarrhes pulmonaires chro- » niques, et les anciennes phlegmasies du larynx. »

Lorsque, par la lecture des observations qui viennent apporter à cette étude la sanction de l'expérience, on aura vu les résultats extraordinaires obtenus par l'emploi des balsamiques dans le traitement de l'angine couenneuse, on ne pourra douter que ces précieux médicaments ne soient encore au-dessus des éloges qui en ont été faits. Car, bien que, dans l'angine couenneuse, les balsamiques aient à combattre une affection beaucoup plus re- doutable que toutes celles contre lesquelles on les avait jusqu'à ce jour, pour ainsi dire, exclusivement réservés, cependant il n'en est pas une dans le traitement de laquelle leur action soit plus certaine et plus prompte. Phénomène qui, en dépit d'une apparente contradiction, s'explique d'une manière toute natu- relle par le caractère essentiellement aigu de l'angine couenneuse, tandis que les autres affections catarrhales des muqueuses, telles que la blennorrhagie, etc., tendent constamment à passer à l'état chronique.

On trouvera, nous n'en doutons pas, suffisamment démonstra- tive et convaincante la série d'observations ci-après. C'est ce qui nous a déterminé à ne pas en publier, du moins quant à présent, un nombre plus considérable. Il nous aurait été bien facile, en effet, de les multiplier, ayant, depuis plusieurs années que l'épi- démie a fait invasion dans notre département, soumis plus de trois cents malades à la médication balsamique, et toujours avec le même succès.

Tous les praticiens comprendront parfaitement que, par là, nous n'entendons pas dire que pas *un seul* malade n'ait succombé. Ils savent, en effet, que surtout lorsqu'il s'agit de la diphthérie, la plus insidieuse des maladies (Ozanam), nous sommes trop souvent appelés alors que le malade est désespéré, et que toute espèce de mé- dication est fatalement condamnée à l'impuissance. Mais ce que nous pouvons déclarer hautement, c'est que, administrée pen- dant la première ou la deuxième période de la maladie, notre médication a constamment amené une prompte guérison. Nous pouvons même ajouter que la convalescence a toujours été de courte durée.

Toutefois on doit établir une distinction capitale entre le croup d'emblée et le croup qui se manifeste consécutivement à l'angine pseudo-membraneuse. Ce dernier, en effet, il faut bien le reconnaître, est presque toujours rebelle à toute espèce de traitement, tandis que le croup d'emblée a toujours cédé à l'emploi des balsamiques.

On ne manquera sans doute pas de remarquer que le sirop de styrax ne figure que dans nos premières observations, tandis qu'au contraire le poivre cubèbe ne fut pas prescrit dès le début.

Voici l'explication de cette très-utile modification dans notre traitement.

Le styrax étant dans le commerce l'objet de falsifications nombreuses, nous crûmes prudent de renoncer à en faire usage. Mais comme le sirop de copahu ne peut être toléré long-temps, il nous fallait bien y adjoindre un autre balsamique. C'est le poivre cubèbe qui nous sembla devoir remplir le but de la manière la plus complète. Cette substance, en effet, outre ses propriétés communes avec les autres balsamiques, possède une remarquable puissance comme apéritif.

Or, on se rappelle quelle importance tous les auteurs accordent à l'alimentation dans le traitement de la diphthérie. Voici au surplus une très-juste appréciation de ce médicament par M. le docteur S. Dieu :

« En résumé, dit-il, le poivre cubèbe est un puissant médicament
» beaucoup moins désagréable à prendre que tous ceux dont on
» use dans la blennorrhagie ; c'est celui qui présente les effets les
» plus constants : il pénètre rapidement l'économie ; l'adminis-
» tration n'en est suivie d'aucun effet fâcheux ; il excite au con-
» traire l'appétit et facilite toute la digestion [1]. »

1. Dieu, *Traité de matière médicale et de thérapeutique.* Paris, 1848, t. III, pag. 341.

TRAITEMENT

Pour les adultes, une demi-cuillerée à bouche de sirop de copahu [1] toutes les deux heures, plus une cuillerée à bouche de sirop simple, servant de véhicule à un gramme de poivre cubèbe [2] récemment pulvérisé, également toutes les deux heures, mais dans les intervalles de l'administration du sirop de copahu.

Pour les enfants les doses seront diminuées de moitié, soit six grammes de poivre cubèbe dans les vingt-quatre heures, et une cuillerée à café de sirop de copahu toutes les deux heures.

Dans les cas graves les doses du cubèbe pourront être portées jusqu'à vingt-quatre grammes, par jour, pour les adultes et jusqu'à douze grammes pour les enfants.

Il arrivera ordinairement qu'au bout de vingt-quatre heures, l'usage du copahu ne pourra plus être supporté. On devra alors en suspendre l'emploi. Il sera même opportun de n'en faire prendre aucune dose aux malades trop affaiblis ou chez lesquels ce médicament provoquerait une trop grande répugnance.

Une ou deux gouttes, et même trois, de laudanum, par trente grammes de sirop de copahu en rendent l'emploi beaucoup plus facile à tolérer.

La maladie cède en général à un traitement de trois ou quatre jours. Cependant on la voit quelquefois résister pendant un septenaire. Dans ce cas l'usage prolongé des balsamiques donne lieu très-souvent à un phénomène qui se manifeste de la ma-

---

1.   FORMULE DU SIROP DE COPAHU

Copahu,	80 grammes.
Gomme en poudre,	20 —
Eau,	50 —
Essence de menthe poivrée,	16 gouttes.
Sirop de sucre,	400 grammes.

On émulsionne le baume de copahu avec l'eau et la gomme ; on ajoute l'essence, puis le sirop.

2.   FORMULE DU SIROP DE CUBÈBE

Poivre cubèbe, pulvérisé,	12 grammes.
Sirop simple,	240 grammes.

Mélangez dans un mortier de porcelaine.

nière suivante : un prurit se fait sentir par tout le corps, le mal de gorge augmente, la fièvre s'allume, et l'on voit apparaître une éruption scarlatiniforme, tantôt discrète, sous forme de roséole, tantôt confluente et imitant l'urticaire. Cette éruption ne coexiste jamais avec les fausses membranes. Celles-ci disparaissent infailliblement lorsque l'éruption se manifeste, si toutefois elles n'ont pas disparu sans qu'on ait été obligé de pousser le traitement jusqu'à l'éruption.

Cet exanthème est bien plus fréquent lorsque, au lieu de cubèbe seul, on emploie des dragées de copahu et cubèbe.

Au point de vue du traitement général, nous avons suffisamment éveillé l'attention sur l'importance de l'alimentation pour que nous n'y revenions pas. Nous ajouterons seulement que chez un grand nombre de malades, l'usage du café a puissamment contribué au rétablissement des forces.

Nous considérons comme essentiellement favorable un exercice modéré.

Le malade ne devra garder le lit que s'il survient une éruption ou si les forces lui manquent complétement.

Je crois devoir prévenir que la médication dont il s'agit plonge la plupart des malades dans un sommeil prolongé et profond. Cet effet, qui n'a d'ailleurs rien d'inquiétant, doit être uniquement attribué aux balsamiques, car nous l'avons observé même alors qu'il n'avait été fait aucune addition de laudanum.

Jusqu'ici nous nous sommes borné à faire connaître les circonstances qui nous ont amené à chercher une nouvelle médication dans le traitement de la diphthérie, les idées qui nous ont dirigé dans cette recherche, les agents thérapeutiques qui ont fixé notre choix, et les remarquables résultats que nous en avons obtenus.

Il nous reste maintenant à dire sous l'empire de quelle loi se produisent, selon nous, les phénomènes que nous avons signalés.

Avant d'exposer nos idées sur une question aussi obscure, nous demandons instamment qu'on veuille bien ne pas juger de la valeur thérapeutique de notre médication sur le mérite des explications que je vais essayer d'en donner.

Les résultats que j'ai obtenus par l'emploi du copahu et du poivre cubèbe, dans le traitement de la diphthérie, sont des faits positifs, certains, irrécusables.

Il serait donc contraire aux intérêts de l'humanité aussi bien qu'au plus simple bon sens de repousser les bienfaits d'une puissante médication parce que nous n'aurions pas réussi à en fournir une explication suffisante.

Ceci bien entendu, voici comment nous comprenons, dans le traitement de la diphthérie, l'action des balsamiques. On se rappelle qu'en nous occupant de la durée du traitement, nous avons signalé la production d'une éruption scarlatiniforme, qui a lieu souvent du septième au huitième jour[1] du traitement et qui est infailliblement corrélative à la disparition des fausses membranes. Or ce phénomène, aussi remarquable que facile à comprendre pour quiconque connaît les affinités physiologiques et pathologiques qui unissent les tissus muqueux à la peau, démontre clairement comment agit la médication balsamique.

On voit, en effet, d'une part que l'économie tout entière est affectée par le médicament comme elle l'était par la maladie elle-même, et, d'autre part, que la guérison s'effectue par voie de substitution générale; car comment expliquer autrement que par la loi de substitution l'apparition d'un exanthème de nature bénigne venant coïncider avec la disparition de l'énanthème morbide constitutif de la diphthérie?

Or, cette substitution ne peut résulter que d'un antagonisme entre l'énanthème morbide et l'exanthème médicamenteux.

Il faut donc, sur toutes choses, s'efforcer de produire cet exanthème.

Nous n'ignorons pas que le doute doit, tout d'abord, accueillir une médication nouvelle, surtout lorsqu'il s'agit d'une affection qui, ainsi que la diphthérie, a résisté à tous les remèdes; mais le doute cesse d'être philosophique « *lorsqu'il détourne de l'expérimen-* » *tation qui seule peut permettre de conclure et empêcher de s'égarer* [2]. »

Qui ne sait aujourd'hui de quel succès est suivi l'emploi du quinquina dans le traitement des fièvres intermittentes? Cependant, avant la découverte de cette médication, les fièvres intermittentes avaient le plus souvent résisté à tous les remèdes. C'est ce qui est attesté par l'illustre Sydenham dans les termes suivants : « Il y a environ vingt-cinq ans que ce remède commença » à être célèbre à Londres pour la guérison des fièvres intermit-

---

1. Chez six ou sept femmes, l'exanthème s'est montré pendant les vingt-quatre premières heures du traitement. (Voir la note de la fin.)

2. Claude Bernard, *Leçons sur les effets des substances toxiques et médicamenteuses*, pag. 67.

» tentes; il méritait assurément cette réputation, car, aupara-
» vant, quelque remède ou quelque méthode qu'on employât, on
» réussissait très-rarement à guérir ces sortes de fièvres. C'est
» pourquoi on les appelait avec raison l'opprobre de l'art. »

Quand on songe à l'insuccès de toutes les médications qui pré-
cédèrent l'emploi du quinquina, on ne peut comprendre la vive
opposition, disons mieux, l'espèce de haine que rencontra le nouveau remède. Il n'y avait qu'à expérimenter; on aima mieux
proscrire.

Mais, par bonheur, le prince qui occupait alors le trône, après
avoir inutilement subi tous les traitements pour se guérir d'une
fièvre intermittente, prit sur lui d'essayer le quinquina, en dépit
de l'ostracisme qui frappait le précieux médicament. Pour qu'il
entrât dans la matière médicale, il ne fallut rien moins que la
volonté absolue du grand roi.

Ayant l'intime conviction que les balsamiques ne sont pas
moins efficaces dans le traitement de l'angine couenneuse que ne
l'est le quinquina dans le traitement de la fièvre intermittente,
j'ai fait mon devoir en publiant cette découverte.

Qu'il nous soit permis de dire, pour terminer, qu'après la con-
science d'avoir été utile à l'humanité, en l'armant contre un des
plus redoutables fléaux qui la ravagent, notre plus douce récom-
pense sera de voir les éminents praticiens de notre pays sou-
mettre à leur contrôle éclairé la médication qui fait l'objet de cet
opuscule.

Observation I. — Le 4 septembre 1862, le nommé Berson Eugène,
cultivateur à la Rogerie, commune d'Andouillé, vint me trouver. Il
avait de la fièvre. Les amygdales, notamment celle du côté droit, sont
tapissées de fausses membranes. Engorgement ganglionnaire du cou.
Je constate une angine pseudo-membraneuse.

Prescription : sirop de copahu : une cuillerée à bouche toutes les
deux heures; sirop de styrax, une cuillerée à bouche toutes les deux
heures, dans les intervalles.

Le 6, la fièvre est tombée; les fausses membranes sont moins étendues. Il existe du dévoiement.

Je réduis le sirop de copahu à la dose d'une demi-cuillerée à bouche
toutes les deux heures.

Continuation du sirop de styrax *ut supra*. Sirop diacode, six à huit
cuillerées à café dans les vingt-quatre heures.

Guérison complète dès le quatrième jour du traitement.

Observation II. — Dans le même village, à la date du 9 septembre 1862, Albert Dubois, âgé de neuf ans, et Marie Dubois, âgée de sept ans, ressentent un assez violent mal de gorge. Quelque temps auparavant, une sœur de ces deux enfants, la nommée Joséphine, âgée de onze ans, avait subi, à Laval (Mayenne), la trachéotomie, à la suite d'une affection croupale.

Madame Dubois fut donc tout naturellement portée à supposer l'existence de la même maladie chez les jeunes Albert et Marie, surtout lorsque, en examinant leur gorge, elle y découvrit de fausses membranes.

Les petits malades me sont amenés le 10 septembre. Chez tous deux, je reconnais les symptômes certains de l'angine couenneuse.

Je prescris les sirops de copahu et de styrax : le premier, à la dose d'une cuillerée à café ; le second, à la dose d'une cuillerée à bouche toutes les deux heures.

Après trois jours de ce traitement, je constate la guérison.

Observation III. — Dans le même temps, à la Coudre-aux-Pommards, village contigu à celui de la Rogerie, Pouteau Joseph, âgé de quarante ans, et son fils aîné, âgé de cinq ans, sont pris d'angine couenneuse, et reviennent à la santé, après un traitement de quatre ou cinq jours par les sirops de copahu et de styrax.

Bientôt je suis appelé dans la même maison, pour la petite Joséphine Pouteau, âgée de deux ans et demi. Chez cette enfant, la maladie avait débuté par le larynx. Ce qui éveilla l'attention des parents, ce fut une toux rauque et saccadée.

A mon arrivée auprès de la malade, je constate une grande dyspnée et une aphonie complète. De fausses membranes recouvrent les amygdales. Nul doute que cette enfant ne soit atteinte du croup *d'emblée*.

Prescription : une cuillerée à café de sirop de copahu toutes les deux heures, avec une demi-cuillerée à bouche de sirop de styrax, à prendre dans l'intervalle.

Après deux jours, intolérance du copahu. Cessation de ces médicaments. Continuation du styrax, par demi-cuillerée à bouche d'heure en heure.

Au bout de trois jours de ce traitement, les fausses membranes ont disparu, et la respiration est facile. L'aphonie seule persiste pendant huit jours encore.

Après ce temps, guérison parfaite.

Dans le même mois de septembre 1862, la cautérisation appliquée, par des confrères, aux enfants [1] qui se trouvaient dans les fermes voisines de la Rogerie, la cautérisation, dis-je, éprouva le plus complet insuccès.

Ce traitement ne put sauver un seul des petits malades.

____

1. Ils étaient six.

Observation IV.—Dans le village du Pont, près d'Andouillé, venaient de mourir du croup deux enfants du nommé Pelé, aubergiste, lorsque je fus appelé à voir, le 18 septembre 1862, le jeune Michel Couillet, âgé de cinq ans, et demeurant dans une maison contiguë à celle dudit P...

La difficulté extrême que le petit malade avait à respirer, la nature de la toux, et surtout la présence de fausses membranes sur les amygdales, me firent de suite reconnaître le croup d'emblée.

Je prescrivis le sirop de copahu et le sirop de styrax; le premier à la dose d'une cuillerée à café, et le second à la dose d'une cuillerée à bouche toutes les deux heures, alternativement, de manière à ce que toutes les heures l'un des deux sirops fût administré.

Dès le lendemain, les fausses membranes avaient presque entièrement disparu; la dyspnée était moins forte.

Au bout de quatre jours du même traitement, guérison complète.

Dans le courant du mois de mai 1863, le jeune Michel C... fut pris, pour la seconde fois, d'angine couenneuse. Appelé à le traiter dès le début de la maladie, je lui prescrivis, avec le plus grand succès, le sirop de copahu et les dragées au copahu et cubèbe.

Observation V. — Dans la maison située en face de celle de Pelé, deux enfants du nommé Trillion, cultivateur, Marie, âgée de dix ans, et Baptiste, âgé de neuf ans, se trouvaient pris d'angine couenneuse en même temps que le jeune Michel Couillet Je prescrivis pour chacun des jeunes malades : une cuillerée à café de sirop de copahu et une cuillerée à bouche de sirop de styrax, toutes les deux heures, en alternant.

Après deux jours de traitement, Marie est complétement guérie.

Quant à Baptiste, on eut, tout d'abord, beaucoup de peine à lui faire prendre le sirop de copahu. La maladie fit des progrès rapides. Les amygdales et la luette étaient entièrement recouvertes de fausses membranes. Le petit malade s'affaiblissait de plus en plus, refusant toute nourriture, et ne pouvant quitter le lit.

A force d'insistance, les remèdes ayant enfin été pris, la guérison eut lieu au bout de sept jours.

Observation VI. — Le 2 janvier 1863, les époux Mieuset, de la Chapelle-aux-Grains, commune de Saint-Georges-Butte-à-Vent, m'amènent deux de leurs enfants, Léon, âgé de dix ans, et Léa, âgée de cinq ans.

Je constate chez ces deux enfants tous les symptômes de l'angine couenneuse : amygdales tuméfiées et recouvertes de fausses membranes.

Chez la petite Léa, complication de coqueluche.

Pour les deux enfants, je prescris les sirops de copahu et de styrax.

Après cinq jours de ce traitement, les deux enfants sont guéris de

2

l'angine couenneuse, et la petite Léa, chose digne de remarque, est complétement débarrassée de la coqueluche.

Le 25 du même mois, au milieu de la nuit, on vient me chercher pour le jeune Almire Mieuset, âgé de sept ans et demi, frère des précédents.

Je trouve cet enfant très-oppressé, fort affaibli par suite d'une hémorragie nasale considérable. La voix est éteinte, et la toux croupale. Fausses membranes occupant tout le pharynx.

La maladie date de sept jours au moins.

Nul doute que le malade ne se trouve dans la période adynamique.

Pendant tout le cours de la maladie, la mère s'était bornée à tenir cet enfant au lit et à lui faire prendre des bains de pieds.

La guérison si prompte de ses deux autres enfants par le copahu et le styrax lui avait sans doute fait supposer que cette maladie n'offrait aucun danger, et que les soins d'un médecin étaient superflus.

Grande était son erreur. L'enfant mourut le lendemain [1].

Observation VII. — Dans le courant du mois de janvier 1863, une enfant de la veuve Desbois, et le nommé Jaillier, Jean, âgé de trente-sept ans, après quelques jours de traitement par les topiques, mouraient d'angine couenneuse dans le village de Launay-Noyer, commune de Sacé.

Le 30 du même mois, le nommé Secoué Louis, âgé de vingt-neuf ans, beau-frère dudit Jaillier, se rend à la ferme de Launay-Noyer, pour prêter son concours à la veuve Jaillier, sa sœur.

Le 2 février, il éprouve un léger mal de gorge, accompagné de fièvre. Une sœur de charité de Martigné lui toucha les amygdales avec une éponge imbibée d'un caustique. N'éprouvant aucun soulagement par cette médication, Secoué vient me trouver le 4 février. Il a de la fièvre ; le pouls bat plus de cent pulsations à la minute. L'amygdale gauche tuméfiée est recouverte de fausses membranes, d'un blanc jaunâtre. Quelques taches blanches sur l'amygdale droite. Ganglions du cou douloureux du côté droit, tête inclinée de ce côté.

Prescription : une cuillerée à bouche de sirop de copahu toutes les deux heures et une cuillerée à bouche de sirop de styrax dans les intervalles. Il commença ce traitement le 4 février, à sept heures du soir.

Le lendemain, 5 février, plus de fièvre ; diminution des fausses membranes.

Continuation du traitement jusqu'au 8 février.

A cette date, guérison complète. Cependant, un examen minutieux

---

1. Avant cette mort, j'avais traité environ cinquante malades atteints d'angine couenneuse sans en perdre un seul. On voit du reste clairement par l'observation même que je fus appelé alors que tout traitement devait fatalement demeurer impuissant.

révèle encore l'existence de deux débris de fausses membranes du diamètre d'un grain de blé. Ils se trouvent l'un à la base de la luette, du côté gauche, l'autre à la partie postérieure du pharynx du côté droit.

Observation VIII.—Le 5 février 1863, la femme Géhan, de la Chapelle-aux-Grains, commune de Saint-Georges-Butte-à-Vent (Mayenne), que j'avais guérie, quelques jours auparavant, d'une angine couenneuse fort grave, m'amène son fils Julien, âgé de huit ans.

Il est pris seulement de la veille (c'est du moins ce que me dit la mère) et rejette déjà de fausses membranes par le nez.

Je prescris les sirops de copahu et de styrax.

Je n'ai des nouvelles du jeune Julien que le 10 février. Le malade est, à cette époque, considérablement affaibli; il ne peut se lever; il refuse toute nourriture, et continue à rejeter par le nez une grande quantité de fausses membranes qui sont promptement remplacées par de nouvelles; un liquide âcre coule des narines; les yeux sont larmoyants; tuméfaction œdémateuse du nez, légère épistaxis; en un mot, état tellement désespéré, que les derniers sacrements sont administrés au malade.

Je pus bientôt m'expliquer cette aggravation de la maladie, en apprenant que le jeune Julien n'avait pu supporter le copahu.

N'espérant pas vaincre la répugnance du malade pour le médicament, j'y substituai le poivre cubèbe que je prescrivis à la dose d'une cuillerée à café toutes les trois heures dans des confitures.

En même temps je fis cesser l'emploi du styrax sur la pureté duquel j'avais des doutes sérieux.

Au bout de vingt-quatre heures, le petit malade cesse de rejeter les fausses membranes; l'appétit commence à reparaître.

La guérison est complète après six jours de traitement par le poivre cubèbe seul.

Observation IX. — Victor Chaussy, âgé de quinze ans, domicilié à la Guérivais, commune de Placé, venait de mourir d'une angine couenneuse, au commencement du mois de février 1863, après avoir reçu, pendant plusieurs jours, les soins d'un médecin qui avait employé les topiques, lorsque, le 10 du même mois, son frère Eugène, âgé de huit ans, me fut amené.

Je constate tous les symptômes d'une angine couenneuse. Les amygdales, tuméfiées, étaient tapissées de fausses membranes.

Prescription : une demi-cuillerée à bouche de sirop de copahu toutes les deux heures, alternant avec une cuillerée de sirop de styrax.

Soit erreur, soit espoir de hâter la guérison, on fit prendre le sirop de copahu par cuillerée à bouche. Le malade n'en put supporter plus de deux cuillerées. Je fus appelé le lendemain. La maladie avait fait des progrès rapides. La partie postérieure du pharynx et la luette étaient envahies par les fausses membranes.

Affaiblissement considérable du malade qui ne quitte pas le lit.

Prescription : cesser le sirop de copahu, continuer à prendre le sirop de styrax. De plus, 16 grammes par jour de dragées de copahu et cubèbe.

Pour arrêter le dévoiement, occasionné par le sirop de copahu, sirop diacode, quatre à six cuillerées à café par jour.

Le 13, le dévoiement a cessé.

Le 14, rejet de fausses membranes. Continuer le même traitement.

Le 15, amélioration très-notable ; retour de l'appétit : cependant il existe encore quelques fausses membranes.

Les 16 et 17, continuation du même traitement.

Le 18, éruption scarlatiniforme sur tout le corps.

Disparition complète des fausses membranes.

Guérison suivie d'une longue convalescence.

Observation X. — Le 12 mars 1863, Guittier Jean, âgé de cinquante-deux ans, cultivateur, demeurant à la ferme de Pérouseaux, commune de Contest, vient chez moi pour me remettre le montant d'une petite somme qu'il me devait. Il avait fait à pied plus de 14 kilomètres, et il n'éprouvait aucune fatigne. Cependant, comme il ressentait, depuis la veille, un léger mal de gorge, qui au début avait été précédé de fièvre, il m'a prié de l'examiner. Je constatai sur l'amygdale droite la présence d'une pseudo-membrane de très-petite dimension. Ne doutant pas que j'avais affaire à une angine couenneuse, je prescrivis une cuillerée à bouche de copahu, toutes les deux heures, avec une cuillerée à bouche de sirop de styrax, dans les intervalles, toutes les deux heures également.

Je ne dissimulai point à Guittier la gravité de sa maladie, et l'engageai à revenir me voir le lendemain.

De retour chez lui, il rencontra le propriétaire de la ferme, M. Beauchêne de Mayenne, fils d'un ancien pharmacien, et lui apprit qu'il venait de me consulter, qu'il avait une angine couenneuse et que je lui avais ordonné les sirops de copahu et de styrax. M. Beauchêne s'amusa beaucoup de la frayeur de son fermier et lui dit qu'on n'était guère malade lorsqu'on faisait sept lieues à pied ; que le copahu était une drogue horrible à prendre, etc., etc.

Guittier ne se laissa que trop facilement persuader et il mit de côté le copahu et le styrax.

Le 13 et le 14, il continue à se livrer à ses travaux habituels.

Le 15 on remarque chez lui un enrouement assez prononcé.

Le 16, le malade garde le lit. On vient me chercher.

Le 17 seulement, je puis me rendre auprès du malade. Le pouls est fréquent et petit. Aphonie et dyspnée considérables. Sueur abondante sur le visage. Rejet continuel d'un liquide filant comme du blanc d'œuf et mêlé de fausses membranes, le pharynx en est tapissé.

Son état est des plus graves ; il offre beaucoup de ressemblance avec celui d'un malade à la dernière période d'une phthisie laryngée. Sans espoir de réussir, je lui fais prendre cependant du sirop de copahu et du sirop de cubèbe. Il succomba le lendemain.

M. Beauchêne, en apprenant la mort de son fermier, manifesta un grand chagrin et se reprocha d'en être l'auteur involontaire.

J'ai l'intime conviction que cette fois il ne se trompait pas.

Observation XI. — Quelques jours après, un des frères de Jean Guittier, Joseph G..., âgé de quarante-huit ans, est pris d'angine couenneuse. On vient me chercher dès le commencement de la maladie. Je prescris du sirop de copahu et des dragées copahu et cubèbe.

Quatre jours de ce traitement suffisent à enrayer la maladie.

Observation XII. — Le 23 avril 1863, Rosalie Ferrand, veuve Charpentier, âgée de quarante-neuf ans, cultivatrice, domiciliée à la ferme du Plessis, commune de Contest, vient me trouver.

La veille elle avait ressenti de la fièvre et souffert de la gorge. La fièvre est tombée ; mais je constate sur les deux amygdales la présence de taches pseudo-membraneuses.

Cette femme dit : « Ma fille Pélagie, âgée de vingt ans, est morte du
» croup, il y a huit jours. Un médecin de Mayenne qui l'avait vue,
» m'a dit qu'il n'y avait rien à faire. Moi, je viens vous trouver *pour que*
» *vous me traitiez, car je ne veux pas mourir* [1]. »

Ayant son domicile à plus de vingt kilomètres d'Andouillé, elle se fixa dans cette localité, pour suivre son traitement.

Après avoir pris du sirop de copahu et des dragées, copahu et cubèbe, pendant quatre jours, elle put retourner chez elle complétement guérie.

Observation XIII. — La femme Fougeray Michelle, femme Carré, âgée de trente-trois ans, demeurant à la Closerie de la Planche, commune d'Andouillé, est prise de fièvre et d'angine couenneuse le 2 mai 1863. Elle ne vient me trouver que le 6. L'amygdale droite seule est recouverte de fausses membranes.

---

1. La diphthérie s'est montrée très-maligne dans la ville de Mayenne (où tous les malades furent traités par les topiques, et notamment par la cautérisation, où plusieurs même subirent avec le même insuccès la trachéotomie). M. le docteur L..., médecin des épidémies pour l'arrondissement de Mayenne, me disait un jour : « Jamais nos successeurs ne pourront croire que cette épidémie ait fait autant de victimes. »

Je prescris : sirop de copahu, une demi-cuillerée toutes les deux heures. Dragées copahu et cubèbe, 24 grammes par jour. Guérison après deux jours de ce traitement.

Le 25 septembre de la même année, cette femme reçoit un coup de pied d'un jeune cheval dans la hanche droite. Il n'y a qu'une légère excoriation d'un centimètre d'étendue environ.

Le 27, perte de l'appétit.

Le 28, fièvre violente.

Dans la nuit du 1er au 2 octobre, oppression, ronflement.

Je suis appelé le deux. Je constate une fièvre très-forte. Le pouls bat 127 pulsations à la minute. Tuméfaction des deux amygdales qui sont tapissées de fausses membranes très-épaisses. Il s'en trouve aussi tout autour de la luette. La malade est très-affaiblie.

Je prescris : sirop de copahu, une demi-cuillerée à bouche toutes les deux heures. Dragées copahu et cubèbe, 30 grammes dans les vingt-quatre heures.

Le 3, faiblesse extrême; lipothymies fréquentes ; dévoiement. Supprimer le sirop de copahu ; prendre 40 grammes par jour de dragées au copahu et cubèbe.

Le 4, pas de changement. La malade reçoit les derniers sacrements.

Le 5, la malade peut prendre un peu de nourriture.

Prescription : 60 grammes de dragées au copahu et cubèbe dans les vingt-quatre heures.

Le 6, épistaxis, grande faiblesse, continuation des dragées copahu et cubèbe. Trois lavements par jour contenant chacun 15 grammes de cubèbe.

Le 7, les fausses membranes commencent à se détacher. Les liquides pris sont rejetés par les narines. Continuation du traitement.

Le 8, éruption scarlatiniforme sur tout le corps. Les fausses membranes sont presque entièrement détachées. Sur quelques points, elles sont remplacées par un enduit pultacé. Difficulté extrême à manger. Rejet par les narines de tous les liquides pris.

Le 9, toutes les fausses membranes se sont détachées. Celle qui enveloppait la luette vient tout d'une pièce et présente l'aspect d'une gaîne très-épaisse. L'éruption est à son plus haut degré.

Ayant senti, en m'approchant de la malade, une odeur extrêmement fétide, j'en cherche la cause. La hanche droite où la malade avait reçu un coup de pied de cheval est frappée de gangrène.

Le 17, une vaste escarre se détache, la plaie fournit une suppuration abondante, *mais ne se recouvre pas de fausses membranes.*

Cette plaie finit par se cicatriser, mais la malade, d'une constitution éminemment lymphatique, épuisée par la suppuration, et frappée d'une paralysie diphthéritique du pharynx qui l'empêche de se nourrir, succombe le 18 novembre 1863, dans un état de marasme profond.

Observation XIV. — Marie-Augustine Lemonnier, âgée de douze ans, demeurant au moulin Morand, commune de Saint-Germain d'Anxure, meurt le 30 août 1863, d'une angine couenneuse traitée par la cautérisation. Quelques jours après, le nommé Victor Lemonnier, son frère, âgé de sept ans, est pris de la même maladie. Un médecin le cautérise à plusieurs reprises, et sans aucun succès. Lorsque je suis appelé, l'enfant est très-affaibli, il refuse toute nourriture ; il a de fréquentes lipothymies.

M. le curé de Saint-Germain, ne doutant pas d'une mort prochaine, veut administrer les derniers sacrements au petit malade.

Je constate dans la gorge de fausses membranes très-épaisses.

Immédiatement je fais prendre plusieurs dragées au copahu et au cubèbe. Voyant que le petit malade les prenait sans trop de difficulté, je crois pouvoir compter sur une guérison certaine. En effet, après quatre jours de traitement par le sirop de styrax et les dragées copahu et cubèbe, l'appétit reparaît, les forces reviennent et les amygdales sont complétement dépouillées des fausses membranes qui les recouvraient.

Observation XV. — Le père de cet enfant, Lemonnier Urbain, âgé de quarante-six ans, est atteint de la même maladie quelques jours plus tard.

Traitée dès le début par le sirop de copahu et les dragées de copahu et cubèbe, elle est enrayée en moins de trois jours.

Observation XVI. — Le 24 septembre 1863, Charles Legrand, âgé de quinze ans, demeurant avec ses parents à Andouillé, tombe d'un chêne assez élevé. Malgré cette chute, il continue à vaquer à ses occupations habituelles jusqu'au 26. Ce jour-là il se plaint d'un grand mal de tête et garde le lit. Je suis appelé. Le malade a une fièvre très-forte.

Les parents attribuent cette maladie à la chute dont nous venons de parler.

Cette explication ne me paraît pas suffisante. J'examine la bouche du jeune Charles, et je constate sur les amygdales tuméfiées la présence de fausses membranes. C'était une angine diphthéritique. Traitée par les sirops de copahu et de styrax, cette affection céda en trois jours.

Observation XVII. — Le 12 décembre 1863, je suis appelé pour la jeune Julie Bourgoin, âgée de douze ans, demeurant à la ferme de la Poterie, commune de Saint-Germain d'Anxure. Je constate tous les symptômes d'une angine couenneuse commençante.

Pour préserver de la contagion les autres enfants de Bourgoin, autant que pour être à même de mieux surveiller le traitement, j'engage le père à conduire la jeune malade chez sa grand'mère, dans le bourg de Saint-Germain d'Anxure, qui est plus proche de mon domicile que ne l'est la ferme de la Poterie.

Deux jours se passent, et je ne reçois aucune nouvelle. Je me rends inutilement à Saint-Germain d'Anxure, chez la grand'mère de la malade. Cette dernière n'y a pas été transportée. Je rencontre le maire de Saint-Germain, à qui je manifeste tout le mécontentement que me cause l'indifférence de Bourgoin au sujet de ses enfants. Vertement réprimandé par le maire, Bourgoin se décide à conduire la jeune Julie chez sa grand'mère. Je la vois le 15. La maladie a fait des progrès rapides. Les deux amygdales et la partie postérieure du pharynx sont recouvertes de pseudo-membranes. Il en existe aussi sur la luette.

Prescription : une demi-cuillerée à bouche de sirop de copahu toutes les deux heures ; de plus, 25 grammes de dragées copahu et cubèbe, à prendre en douze fois dans les vingt-quatre heures.

Le lendemain 16, vomissements, intolérance du sirop de copahu. J'en réduis la dose à une cuillerée à café toutes les deux heures. Continuation des dragées aux doses indiquées ci-dessus.

Le 17, dévoiement, défaut d'appétit.

Prescription : cesser le copahu, continuer à prendre les dragées. De plus, sirop diacode, quatre cuillerées à café dans les vingt-quatre heures.

Jusqu'au 21, même traitement.

Ce jour-là, septième du traitement, apparition d'un exanthème scarlatiniforme sur toute la surface du corps. Disparition des fausses membranes. Guérison.

Quelques jours plus tard, Lucie Bourgoin, âgée de cinq ans, et Clémentine Bourgoin, âgée de huit ans, sont prises d'angine couenneuse.

Le père, me gardant rancune sans doute des reproches que je lui avais adressés sur sa négligence, ne réclame pas mes soins. Les deux petites Lucie et Clémentine, traitées par la cautérisation , succombent au bout de quelques jours.

Observation XVIII. — Théophile Mérienne, âgé de huit ans, demeurant chez le nommé Besnier, au Tertre-Méral, près d'Andouillé, succombe à une angine couenneuse le 9 mai 1864. Le médecin qui l'avait traité avait eu recours à un vomitif, et avait appliqué un vésicatoire à la partie antérieure du cou.

Le 10 mai, dans la soirée, ledit Besnier Léon, âgé de vingt-sept ans, tisserand, qui avait couché dans la même chambre que le jeune Mérienne, éprouve un frisson suivi de fièvre, et ressent un mal de gorge.

Le 11, en se levant, il s'examine la gorge au moyen d'un miroir, et aperçoit sur l'amygdale gauche, qui est douloureuse, de petites taches blanches.

Il vient sur-le-champ me trouver. Je reconnus tous les symptômes d'une angine couenneuse à son début. Il a de la fièvre, l'amygdale gauche est tuméfiée, elle est parsemée de petites taches blanches.

Prescription : une demi-cuillerée à bouche de sirop de copahu toutes les deux heures. Après vingt-quatre heures de traitement, on ne voit plus aucune trace de fausses membranes. Besnier est parfaitement guéri.

Observation XIX. — Le 9 juin 1864, dans la matinée, je visite la nommée Piau Jeannette, âgée de quarante ans, domestique au Tertre-Méral.

Dès le 5 juin, la fille Piau a ressenti un léger mal de gorge. Elle a continué son travail ordinaire jusqu'au 9 juin. Ce jour-là, pas de fièvre ; l'amygdale droite est tuméfiée ; elle est recouverte en son entier d'une fausse membrane.

Prescription : sirop de copahu, une cuillerée à bouche toutes les deux heures, et 25 grammes de dragées copahu et cubèbe dans les vingt-quatre heures.

Le 10, dévoiement très-fort.

Je fais suspendre l'emploi du copahu : sirop diacode, 30 grammes dans les vingt-quatre heures. Continuation des dragées copahu et cubèbe aux doses précédentes.

Le 11, la fausse membrane couvre la luette en son entier. Petites taches blanches sur l'amygdale gauche.

La malade est très-indocile ; la nuit dernière elle n'a pas pris de dragées.

Le 13, pas de changement notable. Continuer le même traitement.

Le 14, l'amygdale gauche est recouverte par la fausse membrane. Dans l'après-midi, la malade rend un litre d'un liquide filant comme du blanc d'œuf. Enrouement, toux fréquente.

Prendre d'heure en heure des dragées au copahu et cubèbe jusqu'à concurrence de 60 grammes dans les vingt-quatre heures.

Le 15, la malade continue à expectorer un liquide visqueux. Elle se plaint d'une augmentation de mal de gorge. Le soir, prurit violent par tout le corps. Ce prurit augmente pendant la nuit. Fièvre.

Le 16 au matin, exanthème scarlatiniforme sur le cou et les bras. Expectoration du liquide filant dont il a été parlé ci-dessus.

Prescription : continuer jusqu'au soir les dragées copahu et cubèbe. Le soir, la malade a cessé tout à coup de cracher.

Le 17, l'éruption s'étend sur tout le corps ; les fausses membranes ont presque entièrement disparu.

Le 18, rien à noter, si ce n'est une constipation opiniâtre.

Prescription : sulfate de magnésie, 50 grammes.

Le 20, guérison complète ; les derniers vestiges de fausses membranes ont presque entièrement disparu en sens inverse (ainsi que cela arrive constamment) de leur production : 1º de l'amygdale gauche ; 2º de la luette ; 3º de l'amygdale droite.

L'appétit n'est revenu que quelques jours plus tard.

L'éruption a mis cinq jours à accomplir son évolution, et a fini par une desquamation de l'épiderme.

Observation XX. — Huneau Jean, âgé de onze ans, domicilié chez ses parents, à la Couvrie, commune de Saint-Ouen-des-Toits, me fut amené par son père le 8 octobre 1864, vers midi.

La veille, son frère jumeau était mort d'une angine couenneuse, traitée par la cautérisation. Le père me dit que son fils Jean était malade depuis le 5. Il ressentit ce jour-là un assez grand mal de gorge, sans toutefois garder le lit, ni rien changer à ses habitudes.

Respiration sifflante ; aphonie complète ; toux croupale.

Les amygdales et le fond du pharynx sont tapissés de fausses membranes disposées en îlots.

Le pouls est plein, il bat cent dix-huit pulsations à la minute. Engorgement ganglionnaire du côté droit.

Prescription : sirop de copahu, une demi-cuillerée toutes les deux heures, alternant avec une cuillerée à bouche de sirop simple contenant un gramme de poivre cubèbe récemment pulvérisé.

Le lendemain : absence de fièvre ; le pouls bat quatre-vingt-douze pulsations à la minute. L'enfant a dormi toute la nuit ; on a beaucoup de peine à le réveiller pour lui administrer les remèdes. Il a vomi le sirop de copahu deux fois dans la matinée, à quatre et à six heures. Pas de dévoiement, chaleur normale de la peau. L'aphonie persiste. Mais la toux n'est plus croupale. Elle est grasse.

Lundi 10, le pouls est faible ; il marque quatre-vingt-douze à quatre-vingt-quinze pulsations à la minute.

Ayant demandé à voir ce qui restait des médicaments, je remarquai avec surprise qu'ils n'étaient pas diminués en proportion des doses que j'avais prescrites. Sur l'observation que je lui en fis, le père me répondit :

« Si je ne lui ai pas donné de sirop toutes les heures, c'est que je ne
» pouvais le réveiller ; j'avais beau le virer et le retourner dans son
» lit, et le secouer de toute ma force, il ne se réveillait point. Je ne sa-
» vais si c'était bon ou mauvais signe. Seulement, ne l'entendant plus
» ronfler comme les nuits précédentes, j'ai pensé qu'il était mieux. »

En effet, le malade respire librement ; les fausses membranes se détachent.

Le sirop de copahu provoquant une répugnance invincible, j'en fais cesser l'emploi.

Continuation du cubèbe.

Le mardi 11 octobre, le père devait me ramener le jeune malade. Inquiet et ne les voyant pas, je me rends chez eux le lendemain. L'enfant était à se promener.

L'appétit était vif. Il n'y avait plus de fausses membranes et l'aphonie avait cessé dès le mardi.

C'est ce que m'a dit le père pour s'excuser de la négligence que je lui reprochais.

Le malade avait pris en tout 24 grammes de poivre cubèbe et de 60 à 80 grammes seulement de sirop de copahu.

Observation XXI. — Le 9 janvier 1865, le nommé Cottereau, aubergiste à Saint-Roch, commune de Saint-Ouen-des-Toits, perd une petite fille nommée Marie, âgée de deux ans et demi. La veille de sa mort, la petite malade avait été vue, pour la première fois, par un médecin qui, ayant reconnu le croup, avait déclaré qu'il n'y avait rien à faire.

Le lendemain, 11 janvier, Auguste Cottereau, frère de la petite Marie, est pris d'une fièvre violente. Il garde le lit. Le 12, la fièvre continuant, la mère examine la gorge du petit malade et aperçoit des taches blanches, toutes semblables à celles qu'elle avait remarquées chez la jeune Marie la veille de sa mort.

On vient me chercher. Je trouve le malade au lit, avec une fièvre très-forte. Le pouls bat cent trente-sept pulsations à la minute. Ganglions douloureux du côté gauche. Les deux amygdales, tuméfiées, sont recouvertes de fausses membranes, quelques parties de la muqueuse cependant n'ont pas encore été envahies.

Prescription : une cuillerée à café de sirop de copahu toutes les deux heures. Dans les intervalles, une demi-cuillerée à bouche de sirop simple, tenant en suspension 50 centigrammes de poivre cubèbe, récemment pulvérisé.

Mercredi 14, l'enfant m'est amené en voiture. La fièvre est tombée. Les fausses membranes ont diminué d'étendue.

Continuation du traitement comme ci-dessus.

Jeudi 15, l'enfant a du dévoiement. On ne voit plus, sur les amygdales, que quelques taches blanches. Je fais cesser le sirop de copahu et continuer le cubèbe.

Le 16, guérison. L'appétit est vif.

Le petit malade a pris, en tout, 12 grammes de poivre cubèbe et douze à quinze cuillerées à café de sirop de copahu.

Observation XXII. — Marie Larue, âgée de six ans et demi, demeurant dans la commune de Saint-Jean-sur-Mayenne, est prise, le 15 février 1865, dans la soirée, d'une fièvre très-forte. Le lendemain, elle se plaint de mal de gorge.

Le 17, la mère aperçoit sur les amygdales des taches blanches. On m'amène la malade le 19.

Pendant toute la nuit précédente, la malade a accusé une grande oppression.

Le pouls bat cent huit pulsations à la minute. Les amygdales sont tuméfiées et tapissées, ainsi que la luette, de fausses membranes. Engorgement ganglionnaire.

Prescription : sirop de copahu toutes les deux heures, et, dans les intervalles, toutes les deux heures également, 50 centigrammes de poivre cubèbe, récemment pulvérisé, suspendu dans une cuillerée à bouche de sirop simple.

Lundi 20, le copahu n'est plus toléré ; vomissement et dévoiement. Il est rendu huit à dix gouttes de sang par la narine droite.

Pendant la nuit précédente, l'oppression et les ronflements n'ont pas cessé. Je fais suspendre l'emploi du copahu. Continuation du cubèbe.

Mardi 21, nouvelle épistaxis par la narine droite. Les fausses membranes commencent à se détacher. Continuation du cubèbe seul.

Mercredi 22, rejet d'un paquet de fausses membranes.

La malade accuse un grand mal de gorge. Les ronflements ont cessé. Continuation du cubèbe.

Le 23, amélioration notable : l'appétit revient ; on n'aperçoit plus que des fragments de fausses membranes. Cessation de tout traitement.

Le 24, guérison complète.

Observation XXIII. — Une petite fille, âgée de vingt-neuf mois, Marie Nérée, demeurant au village du Noyer, commune de Saint-Germain-le-Fouilloux, est prise de fièvre, le samedi 5 mars 1865. Elle refuse toute nourriture.

Le 6, même état.

Dans la nuit du 6 au 7, oppression, ronflement.

Le 7, l'enfant m'est apportée. Fausses membranes très-épaisses sur les amygdales. Ganglions du cou douloureux et tuméfiés.

Je prescris : sirop de copahu, une cuillerée à café toutes les deux heures ; poivre cubèbe, récemment pulvérisé, 40 centigrammes toutes les deux heures, dans une demi-cuillerée à bouche de sirop simple.

Le 8, dévoiement. Cesser le sirop de copahu, continuer à faire prendre du cubèbe.

Le 9, enrouement. Peu de changement dans l'état général. Traitement *ut supra*.

Le 10, grande amélioration : l'enfant est levée, les fausses membranes se détachent.

Le 11, le mieux continue, l'appétit revient ; à peine quelques débris de membranes subsistent encore.

Samedi 12, guérison.

Il avait été pris, en tout, 30 grammes de poivre cubèbe, et six ou sept cuillerées à café seulement de sirop de copahu.

Observation XXIV. — Dans le mois de septembre 1862, les trois enfants du nommé Neveu, fermier à Jouet, commune d'Andouillé, sont atteints d'angine couenneuse. Je suis appelé, et l'on me demande de cautériser les petits malades. Je m'y refuse résolûment et l'on s'adresse à un autre médecin.

Les trois enfants succombent une dizaine de jours après.

Depuis, les époux Neveux eurent un autre enfant, le nommé Baptiste, qui, âgé de vingt-huit mois, vient à tomber malade le 23 juin 1865. La mère, ayant remarqué qu'après une nuit sans sommeil son jeune enfant salivait abondamment, s'empresse d'examiner la bouche du petit malade, et saisie de terreur, en apercevant de fausses membranes, elle s'écria : « Mon enfant a le croup! » Elle me l'apporte sans délai.

Je constate un gonflement prononcé des amygdales qui sont parsemées de taches pseudo-membraneuses, au nombre de dix ou douze, se touchant toutes sans se confondre. Il y a de la fièvre et de la diarrhée.

Prescription ; sirop de copahu, une cuillerée à café toutes les deux heures; l'heure suivante, une demi-cuillerée à bouche de sirop simple contenant 40 centigrammes de cubèbe récemment pulvérisé.

Dimanche 25 juin, la fièvre est tombée, les taches ne se sont pas étendues : continuation du traitement *ut supra*.

Lundi 26, les fausses membranes ont diminué. Vers dix heures, l'enfant en rejette plusieurs. Cessation du copahu. Continuation du cubèbe.

Mardi 27, guérison complète.

Observation XXV. — Le dimanche 13 août 1865, vers quatre heures de l'après-midi, Claire Fourmont, âgée de sept ans, domiciliée à Alexain, fut prise d'une fièvre violente.

Bien qu'elle ne se plaignît point de mal de gorge, elle refusa de souper et se coucha à six heures.

Le lundi 14, elle resta au lit jusqu'à huit heures du matin. A midi, elle se plaignit d'avoir mal au cou. On lui demanda, à plusieurs reprises, si elle souffrait de la gorge. Elle répondit que non, et dîna comme d'habitude. Sa mère remarqua qu'elle salivait abondamment. Une voisine, madame Daniel, qui avait été, ainsi que son fils, atteinte d'angine couenneuse quelque temps auparavant, fut invitée à venir voir la jeune Claire. Madame Daniel assura qu'elle croyait à une angine couenneuse.

La malade me fut alors amenée en voiture. Je constatai une fièvre très-forte; le pouls battait cent vingt-cinq pulsations à la minute.

L'amygdale gauche, dont le volume était augmenté, se trouvait entièrement recouverte de fausses membranes. Il en existait quelques-unes seulement sur l'amygdale droite.

Je prescrivis de suite : sirop de copahu, une cuillerée à café toutes les deux heures, en alternant avec une demi-cuillerée à bouche de sirop simple, tenant en suspension 50 centigrammes de poivre cubèbe récemment pulvérisé, également toutes les deux heures.

Le mardi 15, la fièvre a diminué, mais la malade refuse de manger. Elle fait des efforts pour vomir. L'enfant est triste, la tête penchée. Je trouve la luette collée sur l'amygdale gauche, qui est encore recouverte de fausses membranes.

Prescriptions : cesser le sirop de copahu, continuer le cubèbe; trois cuillerées à café, soit 75 centigrammes de cubèbe toutes les deux heures.

Mercredi 16, la petite malade a dormi toute la nuit d'une manière très-bruyante et la bouche ouverte. On avait eu beaucoup de peine à la réveiller pour lui faire prendre les médicaments. La mère, dans la matinée, avait arraché, avec le manche d'une cuiller, plusieurs fausses membranes. Il venait en même temps du sang. Depuis ces tentatives, la gorge est douloureuse, et la petite fille refuse toute nourriture. Elle a du dévoiement. Le soir, rejet de fausses membranes qui semblent venir du larynx; l'une d'elles a la forme de l'épiglotte. La respiration est plus facile; cependant on voit sur les amygdales quelques fausses membranes un peu moins épaisses que les premières.

Même prescription.

Jeudi 17, la fièvre est complétement tombée. Plusieurs fausses membranes très-volumineuses ont été rejetées. Il n'existe plus sur les amygdales que quelques points blancs. L'appétit est revenu ; plus de dévoiement; respiration naturelle.

Vendredi 18 et samedi 19, nouveau rejet de débris de fausses membranes ; augmentation de l'appétit; la petite malade a repris ses jeux. Il existe seulement de la constipation.

Le dimanche 20, guérison complète. Il avait été pris, en tout, 48 grammes de cubèbe et huit cuillerées à café de sirop de copahu.

Observation XXVI. — Léonie Guérin, âgée de quatorze ans, était à Saint-Denis-de-Gastine, chez son grand-père, lorsqu'elle fut prise, le jeudi matin 24 août 1865, de fièvre accompagnée de mal de gorge.

Le 25, un médecin opéra l'excision, puis cautérisa l'amygdale gauche.

Le 26, l'amygdale droite était prise. La malade fut ramenée chez son père, à Alexain.

Le 27, je fus appelé. Il était trois heures de l'après-midi lorsque je vis la malade.

Elle était au lit. Son pouls marquait cent dix-huit pulsations à la minute. Les deux amygdales étaient entièrement recouvertes de pseudo-membranes moins épaisses du côté droit, qui avait été pris le dernier.

Je prescrivis une demi-cuillerée à bouche faible de sirop de copahu, à prendre toutes les deux heures, alternant avec une cuillerée à bouche de sirop simple, contenant en suspension 1 gramme de poivre cubèbe récemment pulvérisé.

Le lundi à midi, les fausses membranes sont presque complétement disparues. Plus de fièvre.

Depuis le matin à dix heures, le sirop de copahu n'est plus toléré. J'en fais cesser l'emploi. Continuation du cubèbe.

Le mardi 29, plus aucune trace de fausses membranes. Retour de l'appétit ; guérison complète.

La malade avait pris 60 grammes de sirop de copahu et 24 grammes de poivre cubèbe. Pendant le traitement, elle dormait d'un si profond sommeil qu'on avait beaucoup de peine à la réveiller pour lui administrer les remèdes.

A tous ces faits, résultats de notre expérience personnelle, résultats qui prouvent d'une manière évidente, palpable et irrécusable, l'efficacité du traitement de l'angine couenneuse par les balsamiques ; nous joindrons ceux obtenus par M. le docteur Garreau, chirurgien en chef de l'hôpital de Laval, ancien interne lauréat des hôpitaux de Paris.

Voici, en effet, le résumé d'une lettre que M. le docteur Garreau nous a fait l'honneur de nous adresser, et que le peu d'espace qui nous reste nous empêche d'insérer en son entier.

M. le docteur Garreau a eu l'occasion d'employer les balsamiques « dans six cas d'angine couenneuse bien caractérisés, et dans lesquels, non-seulement les amygdales étaient recouvertes de fausses membranes, mais encore la paroi postérieure du pharynx et le voile du palais [1]. » Chez un des malades « les fausses membranes s'étendaient dans les fosses nasales et empiétaient même sur la peau de la lèvre inférieure. » « Chez un autre, qui portait depuis longtemps au bras un vésicatoire, la plaie s'était recouverte de fausses membranes. »

Or, voici les résultats obtenus par M. le docteur Garreau :

1° Sous le rapport de la durée de la maladie : « Je suis obligé de reconnaître qu'avec l'emploi des balsamiques elle a été bien moindre qu'avec le traitement que j'employais jusqu'à présent. »

1. Tout ce qui se trouve entre guillemets est cité textuellement de la lettre de M. le docteur Garreau.

2° Au point de vue de la mortalité : « Je n'ai eu aucune mort à déplorer. »

Nous devons dire que, conjointement aux balsamiques, M. le docteur Garreau employait les insufflations de tannin.

Après avoir ainsi parlé de ses expériences personnelles, M. le docteur Garreau ajoute :

« Notre confrère, M. le docteur Angot, sur mon conseil, a administré le sirop de copahu dans un cas d'angine couenneuse grave, chez un adulte, *à l'exclusion de tout autre médicament*, et après cinq jours de traitement les fausses membranes avaient complétement disparu. Il m'a autorisé à vous en faire part. »

M. le docteur Garreau conclut enfin en ces termes : « Je suis convaincu que cette nouvelle médication rendra de grands services dans le traitement de la diphthérie, car elle s'appuie sur une idée thérapeutique vraie : la modification de la sécrétion des muqueuses. »

Dr GARREAU.

NOTA.— Nous appellerons l'attention des observateurs sur une particularité fort remarquable au sujet de la production de l'exanthème médicamenteux. Cet exanthème, qui n'arrive *ordinairement* qu'après un usage prolongé des balsamiques, apparaît cependant quelquefois après un traitement de trois ou quatre jours. Mais, que la médication n'ait duré que trois ou quatre jours, ou qu'elle ait été continuée plus longtemps, que les doses même aient été exagérées, *c'est toujours du septième au huitième jour que l'on voit l'exanthème se produire.*